图解消化不良与便秘自我按摩

于天源　潘　璠◎著

中国盲文出版社

图书在版编目（CIP）数据

图解消化不良与便秘自我按摩（大字版）/ 于天源，潘璠著. —北京：中国盲文出版社，2017.9

ISBN 978-7-5002-7542-8

Ⅰ. ①图… Ⅱ. ①于… ②潘… Ⅲ. ①消化不良—按摩疗法（中医）—图解②便秘—按摩疗法（中医）—图解 Ⅳ. ①R244.1—64

中国版本图书馆 CIP 数据核字（2017）第 026381 号

图解消化不良与便秘自我按摩

著　　者：于天源　潘　璠
责任编辑：亢　淼
出版发行：中国盲文出版社
社　　址：北京市西城区太平街甲 6 号
邮政编码：100050
印　　刷：北京新华印刷有限公司
经　　销：新华书店
开　　本：880×1230　1/32
字　　数：36 千字
印　　张：3.125
版　　次：2017 年 9 月第 1 版　2017 年 9 月第 1 次印刷
书　　号：ISBN 978-7-5002-7542-8/R·1045
定　　价：15.00 元
销售服务热线：（010）83190297　83190289　83190292

编　委　会

主　编　于天源　潘　璠

副主编　鲁梦倩　梅旭晖

编　委　（以姓氏笔画为序）

于天源　王　磊　王俊杰

文　梅　闫金燕　吴　凡

吴剑聪　周　嫱　姚斌彬

梅旭晖　鲁梦倩　潘　璠

前言

推拿，也称按摩，是中医学的重要组成部分。推拿是通过手法作用于人体某些部位或某些穴位而达到强身保健、防病治病的作用。因其操作简便、疗效明确、经济安全而备受世人喜爱。

随着生活水平的提高，人们越来越重视自身的健康问题，不倦地寻觅各种家用养生方法。而推拿就成了其中常常被采用的方法。

因此，本系列丛书应运而生，旨在向普通读者提供一种简便易学的自我按摩方法，以保证自身健康。

本书则主要介绍消化不良与便秘的自我按摩方法。

随着社会竞争日益激烈，生活节奏加快，

人们的压力不断增加，日常饮食和作息不规律、精神不愉快、长期紧张和抑郁等因素都可能造成消化系统的损伤，引起消化不良和便秘。

与此同时，繁忙的工作使人们无暇顾及自己身体的轻微不适，常常无法到医院就医或去正规的养生保健场所进行调理。为此，我们将消化系统消化不良与便秘的自我按摩方法编写成书，希望能为广大的亚健康人群提供一种简便、快速的保健方法，期望能为夜以继日工作和学习的人们带来福音。

本书在遵循实用和科学的原则基础之上，简要介绍了消化不良、便秘的常见病因和常见症状、自我按摩的常用手法、常用穴位和按摩方法，并附有日常养护方法，也介绍了几种制作简便的粥食和茶饮品，以及传统养生术中的却病延年法。

此书语言通俗易懂，内容丰富，图文并

茂，方便携带，随手翻阅，轻松运用，很适合没有医学基础的人阅读、学习，应为家中常备的保健书。相信读者翻阅完毕，便可掌握消化系统的自我按摩方法，并且对中医推拿、穴位、脾胃保健有一定的认识。

书中存在的不足之处，望广大读者、同仁指正！

于天源

2016 年 11 月 10 日

目录 CONTENTS

第一章　概述

许多不同的以胃为主的症状群构成了消化不良综合征，主要表现为上腹部疼痛或不适，包括腹痛、腹胀、早饱、嗳气、纳差、反酸、烧心、恶心、呕吐、食欲减退等。症状可持续存在或反复发作，占消化系统疾病的 20%～40%。消化不良可分为器质性消化不良（organic dyspepsia，OD）和功能性消化不良（functional dyspepsia，FD）。

OD 是指患者经过相应的检查，发现有消化性溃疡、反流性食管炎、胰腺炎、肝胆系统疾病或胃癌等器质性病变。

FD 则是指无特异器质性病变或用器质性病变不能解释的一组临床综合征，表现为持续性或反复发作性消化不良（上腹疼痛或不适感），经上消化道内镜等检查不存在解释这些症状的器质性疾病的依据，并且消化不良症状在排便后没有缓解，或消化不良的发作与大便次数或性状的改变无关。

中医学将FD归属于“胃脘痛”、“呕吐”、“泛酸”、“痞症”等范畴。痞满是常见的脾胃病证，以胃脘痞塞不通，胸膈满闷不舒，外无胀意之形、触之濡软、按之不痛为主要证候特点。症状是脘腹胀闷不舒，食后尤甚，纳呆、嗳气，或恶心呕吐、反胃等。胃镜或钡餐透视，见胃张力低下，蠕动减慢，排泄延缓，镜下胃黏膜变薄，颜色苍白，分泌减少，胃液分析示胃酸分泌功能低下。

消化不良的常见病因有内因和外因。内因：内伤饮食，暴饮暴食，恣食生冷，过食肥甘，嗜酒无度；情志失调，抑郁恼怒，肝气郁滞；或忧思伤脾等。外因：感受外邪，邪盛入里，或误下伤正等。

第二章　常见病因

一、消化不良

1. 饮食内停

由于生活水平的提高，人们往往易暴饮暴食，嗜食肥甘厚腻，损伤脾胃，中焦气机阻塞，健运失司，腐熟无权。

2. 痰湿中阻

素体脾胃虚弱，或由于各种原因长期损伤脾胃致脾胃虚弱、纳运无力，痰湿滞留中焦，脾气不升，胃气不降，导致气机逆乱。

3. 湿热阻胃

湿滞日久化热，寒热互结，气不升降。

4. 肝胃不和

由于当今社会竞争激烈，生活节奏加快，工作、学习压力加大，精神紧张，情志抑郁，易致肝气郁结，横逆犯胃，脾胃受伤，受纳和运化水谷功能障碍，导致胃肠功能紊乱。

5. 脾胃虚弱

脾胃素虚或劳倦伤脾，脾胃气虚，中焦不运，水谷不化，聚成痰湿，进而使中焦气机升降失常。

6. 胃阴不足

胃喜润恶燥，肾寓真阴真阳，肾之真阴乃诸阴之本，先天之肾赖后天之胃以滋养，后天之胃靠先天之肾以生化。若肾阴亏耗，肾水不足，不能上济于胃，或胃阴亏损，久则耗伤肾阴，而成胃肾阴亏，阴虚作痛。

二、便秘

1. 热秘

多为阳盛之体或过食酒肉、辛辣、肥甘厚味，以致胃肠积热，耗伤阴液，使大便干结，难于排出。

2. 气秘

由于恼怒、忧愁、思虑过度等情志不舒

或久坐少动而致气机不畅，进而通降失常。

3. 冷秘

多见于大病、久病或年老体衰之人，阳气不足，温煦不能，阴寒凝滞，使阳气不通，津液不行。

4. 虚秘

见于病后、产后以及年老体虚之人，气血两亏，气虚则大肠传导无力，血虚则津枯不能滋润大肠。

第三章　常见症状

一、消化不良

1. 饮食内停

脘腹痞闷而胀，进食尤甚，拒按，嗳腐吞酸，恶食呕吐，或大便不调，矢气频作，味臭如败卵，舌苔厚腻，脉滑。

2. 痰湿中阻

脘腹痞满，闷塞不舒，胸膈满闷，头重如裹，身重肢倦，恶心呕吐，不思饮食，口淡不渴，小便不利，舌体胖大，边有齿痕，苔白厚腻，脉沉滑。

3. 湿热阻胃

脘腹痞闷，或嘈杂不舒，恶心呕吐，口干不欲饮，口苦，纳少，舌红苔黄腻，脉滑数。

4. 肝胃不和

胃脘痞满闷塞，脘腹不舒，胸膈胀满，心烦易怒，喜太息，恶心嗳气，大便不爽，常因情志因素而加重，苔薄白，脉弦。

5. 脾胃虚弱

胃脘痞闷，时轻时重，喜温喜按，食少不饥，神疲乏力，少气懒言，纳呆溏薄，舌质淡，苔薄白，脉沉弱或虚大无力。

6. 胃阴不足

脘腹痞闷，嘈杂，饥不欲食，恶心嗳气，口燥咽干，大便秘结，舌红少苔，脉细数。

二、便秘

1. 热秘

大便干结，腹胀腹痛，口干口臭，小便短赤。

2. 气秘

大便秘结，欲便不得，腹痛连及两胁，

得矢气或便后则舒，频繁嗳气或叹息。

3. 冷秘

大便秘结伴有腹部拘急冷痛，拒按，手足不温。

4. 虚秘

气虚秘为有便意但排便不畅，临厕努挣则汗出短气，便后乏力；血虚秘为大便干结，面色无华，头晕目眩，心悸气短，口唇色淡。

第四章　常用手法

一、掌摩法

【操作】

以掌置于腹部，做环形而有节律的抚摩，亦称摩腹。在摩腹时，常按如下顺序进行：胃脘部→上腹→脐→小腹→右下腹→右上腹→左上腹→左下腹（图4－1）。

【动作要领】

①上肢及腕掌放松，轻放于治疗部位。

②前臂带动腕及着力部位做环旋活动。

③动作要缓和协调。

④用力宜轻不宜重，速度宜缓不宜急。

【作用及应用】

本法主要用于腹部，能调理胃肠功能，预防术后肠粘连。若顺时针作用于腹部有通腹作用；若逆时针作用于腹部有涩肠作用。

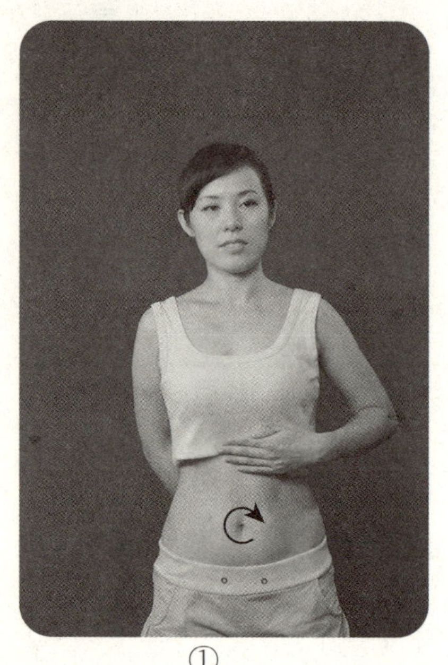

①

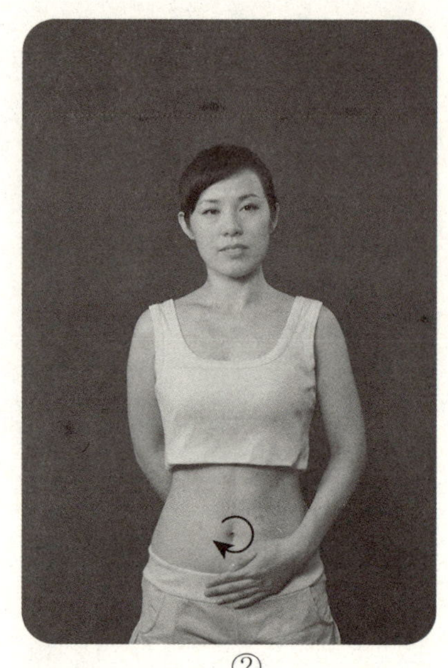

②

图 4－1 掌摩法

二、侧擦法

【操作】

用手的尺侧着力于施治部位，做往返直线快速擦动。本法接触面积小，产热高且快，主要用于腰骶、肩背及四肢（图 4－2）。

【动作要领】

①无论上下擦，还是左右擦，都应沿直线往返操作，不可歪斜。

②着力部位要紧贴皮肤，压力要适中。

③动作要连续，速度要均匀且快，往返距离尽量拉长。

【作用及应用】

本法可温通经络，治疗寒性疾病。

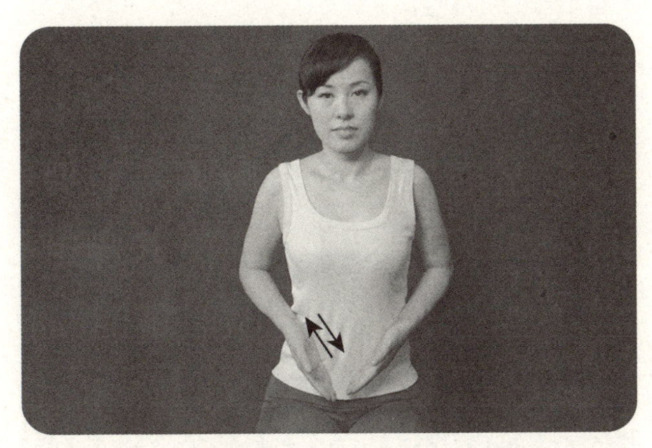

图 4－2　侧擦法

三、掌推法

【操作】

用掌着力于治疗部位上，进行单方向的直线推动（图 4－3）。多用于背部、胸腹部、季肋部和下肢部。

【动作要领】

①着力部位要紧贴皮肤，压力适中，做到轻而不浮，重而不滞。

②应参考经络走行方向及血液运行方向推动。

③速度要均匀。

④两手同时在身体两侧做推法时，应单手推。

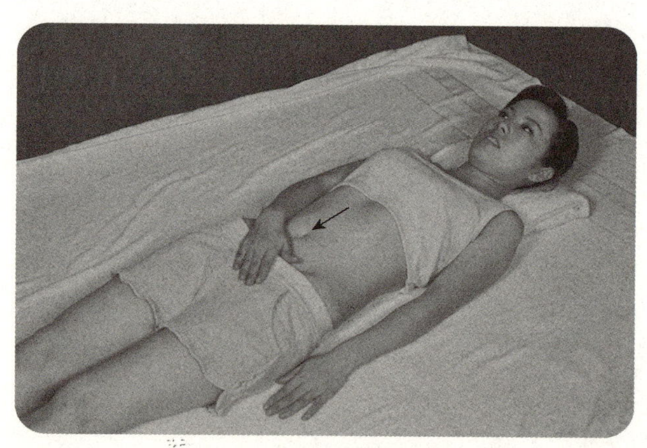

图 4－3　掌推法

【作用及应用】

本法可通经活络，治疗经络闭阻引起的

症状，如恶心、呕吐、腹胀。应用推法时，推动的方向应遵循气血流动的方向，如胃气上逆引起的呕吐或肝气郁结引起的腹胀，应从上向下推。

四、拨法

【操作】

①拇指拨法：以拇指螺纹面按于施治部位，以上肢带动拇指，垂直于肌腱、肌腹、条索往返用力拨动。本法用于肌腱、肌腹、腱鞘、神经干等部位（图 4－4）。也可以将两手拇指重叠进行操作。

②掌指拨法：以一手拇指指腹置于施治部位，另一手手掌置于该拇指之上，以掌发力，以拇指着力，垂直于肌腱、肌腹、条索往返拨动。本法用于肌腱、肌腹、腱鞘等部位。

【动作要领】

①先按后拨。

②拨动时应垂直于肌腱、肌腹、条索。

③以上肢带动着力部位，掌指关节及指间关节不动。

④做拇指拨法时，拇指应做对掌运动。

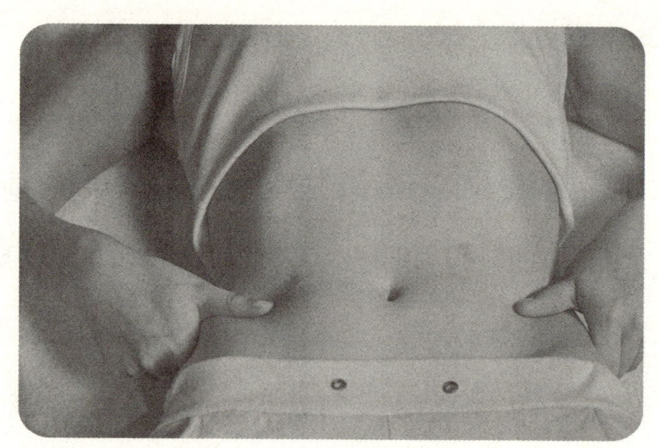

图 4－4　拇指拨法

【作用及应用】

本法缓解肌肉痉挛的作用很强，在伤科疾病治疗中应用十分广泛。本法作用于神经干处，通过拨动神经干，可以治疗肢体麻木或疼痛，如拨缺盆穴（即臂丛）治疗上肢麻木、疼痛。在保健中主要用于背部脊柱两侧，达到放松骶棘肌的目的。在治疗消化不良、便秘等时，可弹拨腹、背部的穴位、条索或压痛点来缓解不适。

五、点法

【操作】

以指端着力，持续按压人体的穴位，即为点法，也称点穴。在点穴时也可瞬间用力点按人体的穴位。点穴时可单用拇指点，也可食指或食指、中指一起点按穴位（图 4－5）。在做点法时还可用点穴枪点按治疗部位，如足底。

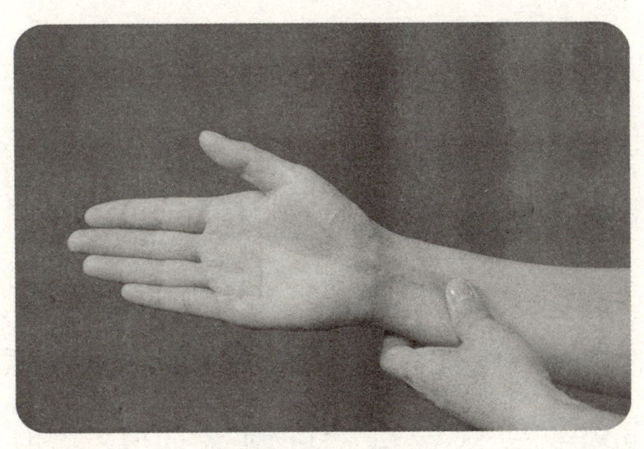

图 4－5　点法

【动作要领】

无论用拇指点还是用食指、中指点，手指都应用力保持一定姿势，避免在点的过程中出现手指过伸或过屈，造成损伤。

【作用及应用】

本法有通经活络、通行脏腑、调理气机的作用，多用于止痛、急救、调理脏腑功能。具体应用时应根据具体情况，辨证选穴并配穴。

六、掌振法

【操作】

以掌置于治疗部位，做连续、快速、上下颤动（图 4－6）。掌振法作用于腹部称为振腹；作用于腰部称为颤腰。

【动作要领】

①施用振法时，着力部位应紧贴皮肤。

②频率要快，每分钟施振 200～300 次。

【作用及应用】

本法主要用于腹部、腰部的穴位。作用于腹部时，有通行腹气、调理胃肠功能的作用，多用于治疗脾胃虚弱引起的消化不良、肠梗阻，还可用于预防术后肠粘连。

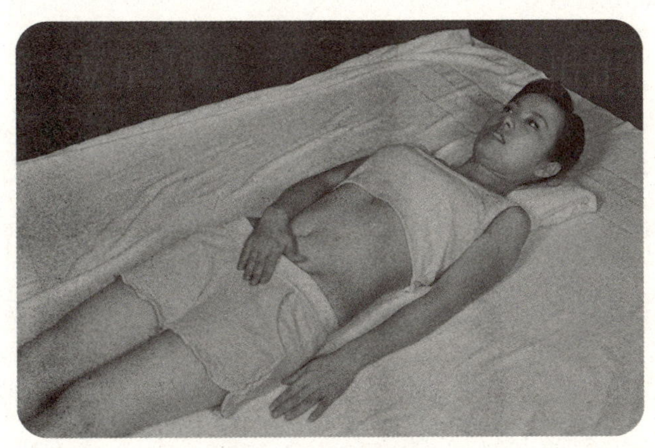

图 4－6　掌振法

第五章　腧穴的定位方法

穴位的定位方法可分为骨度分寸定位法、体表解剖标志定位法、手指同身寸定位法和简便定位法。

一、骨度分寸定位法

即以骨骼为主要标志，测量周身各部位的大小、长短，并依据其尺寸按比例作为腧穴定位的标准。常用的骨度分寸如下（图5-1、5-2、5-3，表5-1）。

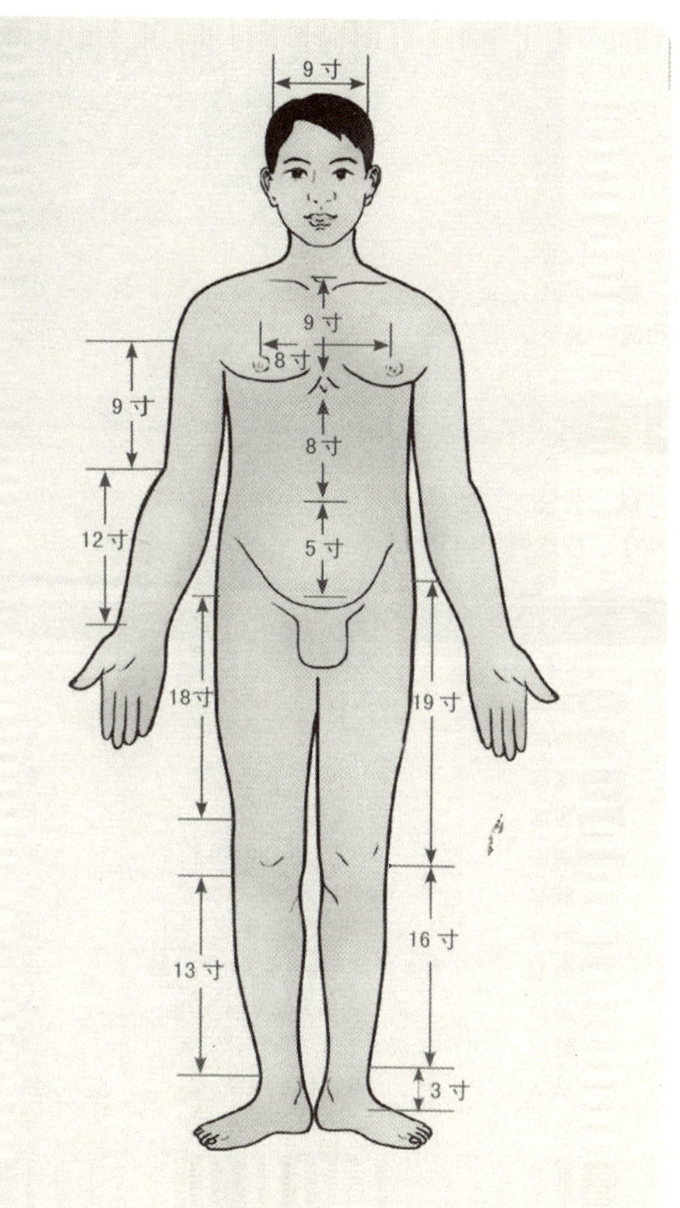

图5－1　骨度分寸（全身正面）

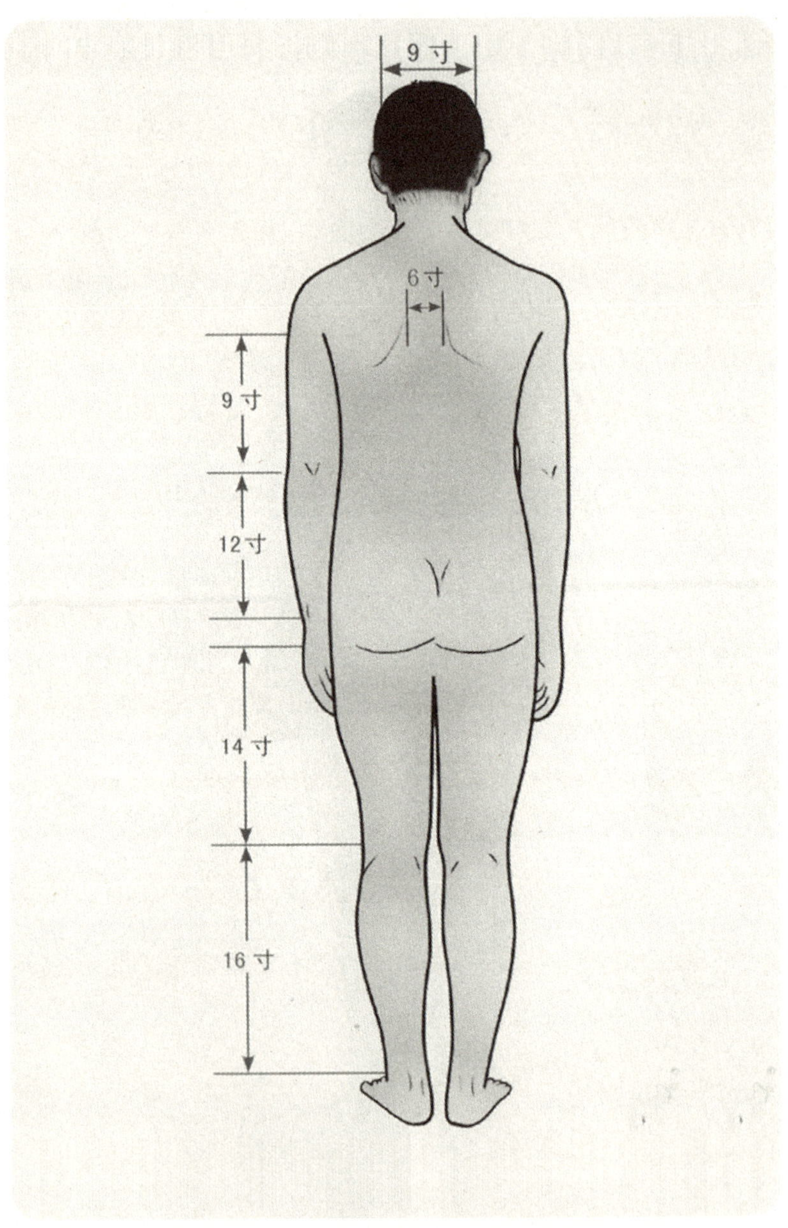

图5-2 骨度分寸（全身背面）

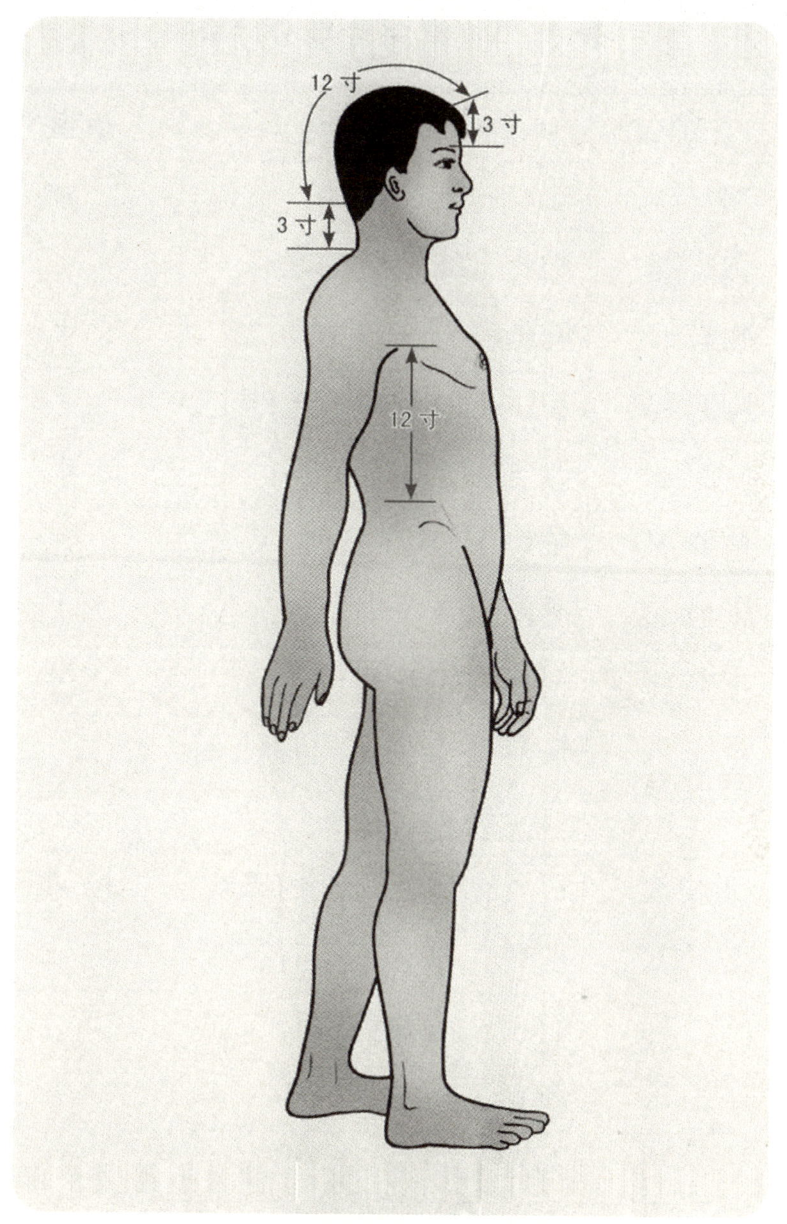

图 5－3　骨度分寸（全身侧面）

表5-1 常用骨度分寸表

部位	起止点	折量寸
头部	前发际至后发际	12寸
胸腹部	胸骨上缘至胸剑联合	9寸
胸腹部	胸剑联合至脐中	8寸
胸腹部	脐中至耻骨联合上缘	5寸
胸腹部	两乳头之间	8寸
侧胸部	腋以下至11肋端	12寸
上肢部	腋前纹头至肘横纹	9寸
上肢部	肘横纹至腕横纹	12寸
下肢部	耻骨联合上缘至股骨内髁上缘	18寸
下肢部	胫骨内髁下缘至内踝尖	13寸
下肢部	股骨大转子至髌骨下缘	19寸
下肢部	臀横纹至腘横纹	14寸
下肢部	髌骨下缘至外踝尖	16寸
下肢部	外踝尖至足底	3寸
背部	两肩胛骨脊柱缘之间	6寸

二、体表解剖标志定位法

根据体表上的解剖标志而定取穴位。人体体表解剖标志可分为固定标志和活动标志。

1. 固定标志

固定标志是指五官、爪甲、乳头、脐、毛发、骨节凸起和凹陷、肌肉隆起等在自然姿势下可见的标志。如两乳头连线的中点为膻中穴。

2. 活动标志

活动标志是指关节、肌肉、皮肤在活动姿势下才会出现的孔隙、凹陷、皱纹等标志。如曲池位于屈肘时肘横纹外侧。

三、手指同身寸定位法

手指同身寸取穴法有以下3种方法。

1. 中指同身寸法

即以中指桡侧两端纹头（拇、中指屈曲成环形）之间作为1寸，用于四肢部取穴的直寸

（图 5－4）。

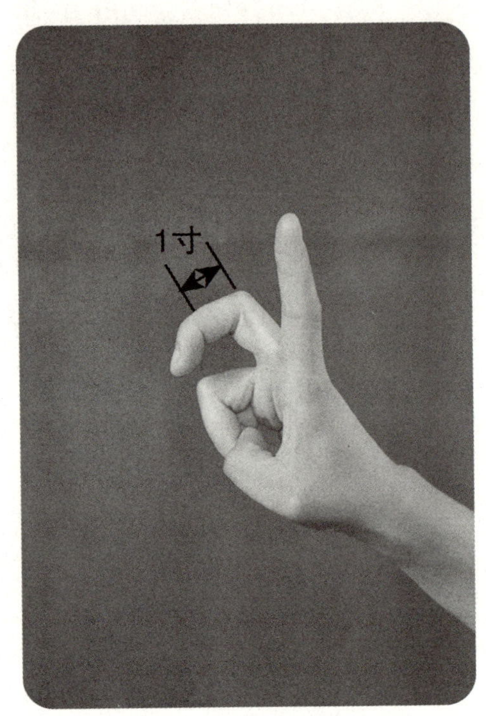

图 5－4　中指同身寸

2. 拇指同身寸法

即以拇指指间关节的宽度作为 1 寸，用于四肢部取穴的横寸（图 5－5）。

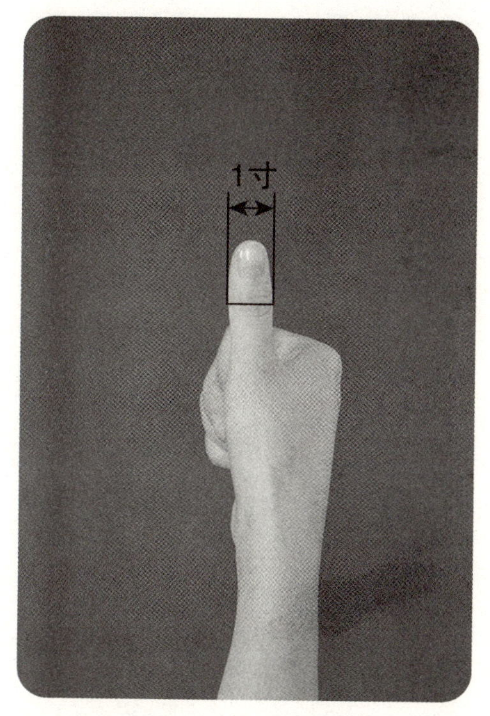

图 5-5　拇指同身寸

3. 横指同身寸法

将食指、中指、无名指和小指并拢，以中指中节横纹处为准，四指之宽度为 3 寸，用于下肢、腹部取穴的直寸和背部取穴的横寸（图 5-6）。

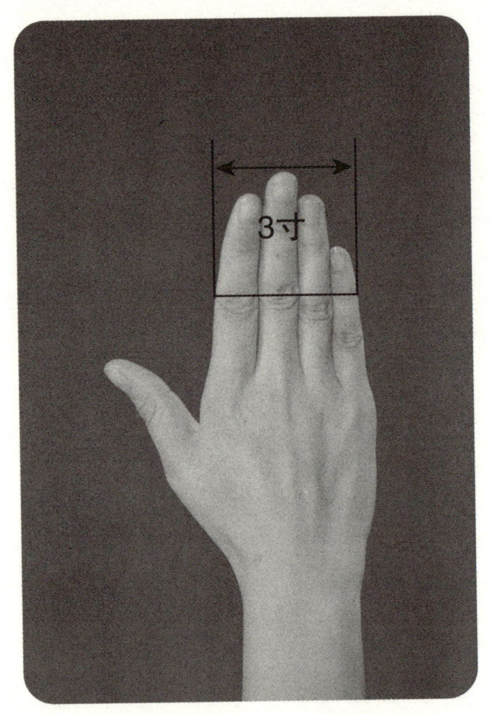

图 5－6　横指同身寸

四、简便定位法

简便定位法是一种简便易行的腧穴定位方法。如两手虎口自然平直交叉，一手食指压在另一手腕后高骨的上方，其食指尽端到达处为列缺穴；立正姿势，手臂自然下垂，其中指端在下肢所触及处为风市穴。

第六章　自我按摩常用穴位

一、上脘

【定位】

在上腹部，前正中线上，脐中上 5 寸（图 6－1）。

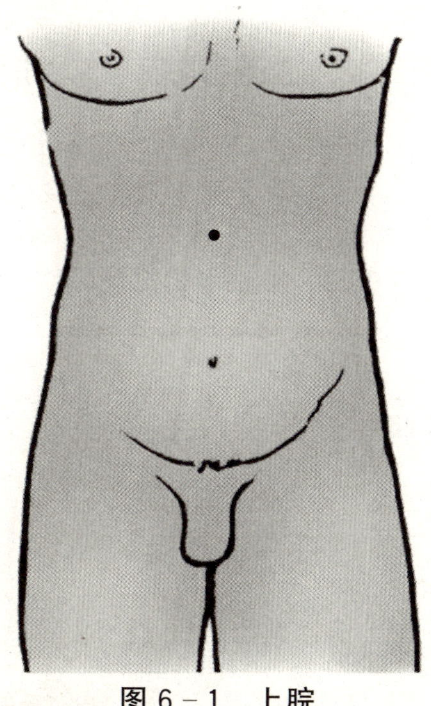

图 6－1　上脘

【主治】

①胃痛，呕吐，腹胀，吞酸，食谷不化。

②癫痫。

小贴士

上脘偏于降逆和胃，治疗胃气上逆呕吐。

二、中脘

【定位】

在上腹部，前正中线上，脐中上4寸（图6－2）。

【主治】

①胃痛，呕吐，吞酸，腹胀，食谷不化，泄泻。

②咳喘痰多。

③失眠。

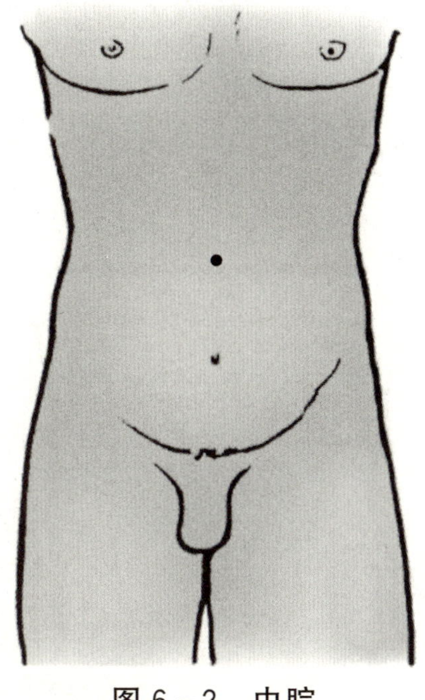

图 6－2　中脘

小贴士

中脘长于健脾助运，治疗胃口欠佳、胃脘胀满，为消食、祛痰要穴。

三、下脘

【定位】

在上腹部，前正中线上，脐中上 2 寸

（图 6－3）。

【主治】

①腹痛，腹胀，食谷不化，呕吐，泄泻。

②虚肿，消瘦。

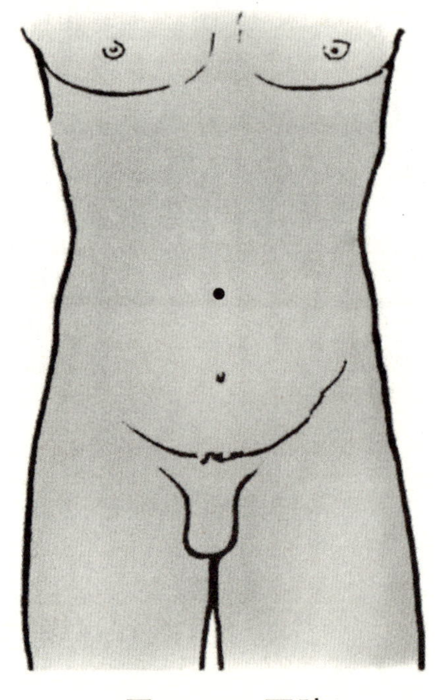

图 6－3　下脘

小贴士

下脘偏于治疗肠道疾病，如腹痛、腹胀、

肠鸣、泄泻等。孕妇不可灸。

四、神阙

【定位】

在腹中部，脐窝中央（图 6－4）。

【主治】

①腹痛，久泻，脱肛，痢疾，水肿。

②虚脱。

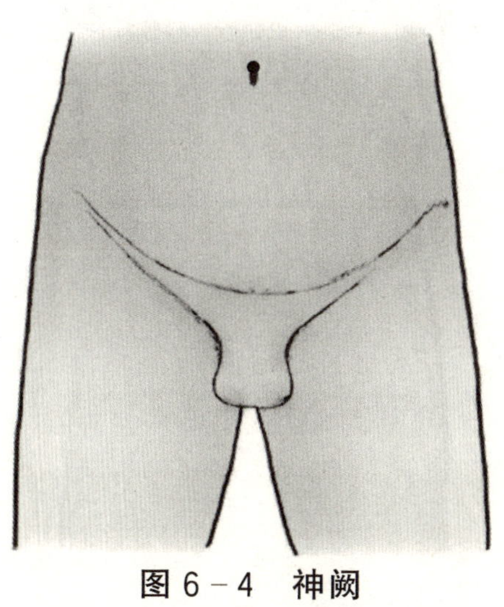

图 6－4　神阙

小贴士

神阙多用灸法。

五、气海

【定位】

在下腹部，前正中线上，脐中下 1.5 寸（图 6－5）。

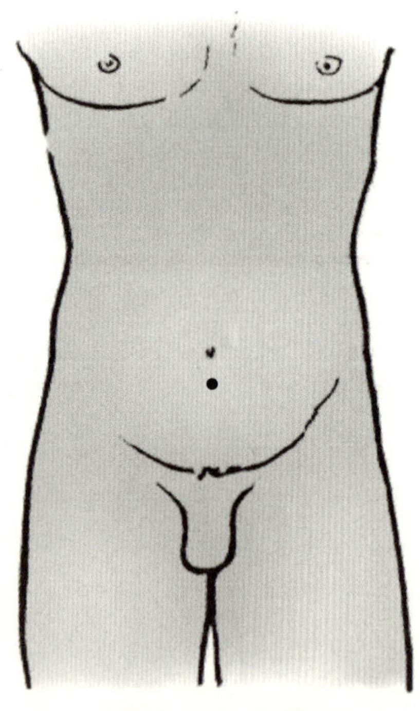

图 6－5　气海

【主治】

①腹痛，泄泻。

②阳痿，遗精，疝气，月经不调，痛经，闭经，崩漏，带下，不孕，子宫脱垂。

③身体瘦弱，易疲劳。

小贴士

气海为元气之海，偏于补气，善于治疗肠胃功能低下。人体四大补穴之一。

六、关元

【定位】

在下腹部，前正中线上，脐中下 3 寸（图 6－6）。

【主治】

①久病体虚，易疲劳。

②阳痿，遗精，月经不调，痛经，闭经，崩漏，带下，不孕，遗尿，小便频数。

③腹痛，泄泻。

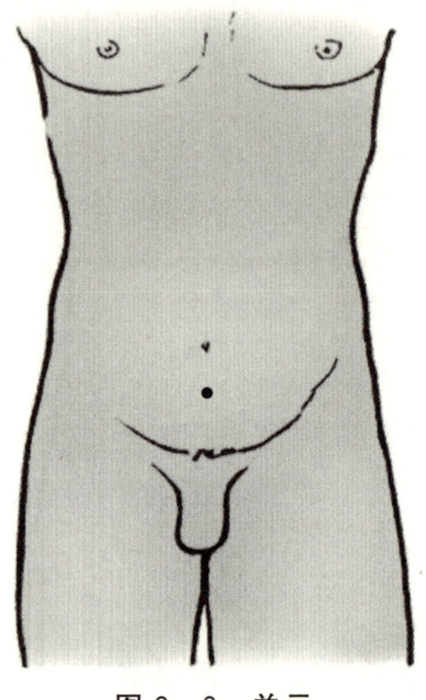

图 6－6　关元

小贴士

关元为人体四大补穴之一，离子宫较近，故孕妇慎用。

七、梁门

【定位】

在上腹部，脐中上 4 寸，距前正中线 2

寸（图 6－7）。

【主治】

胃痛，呕吐，食欲不振，腹胀，泄泻。

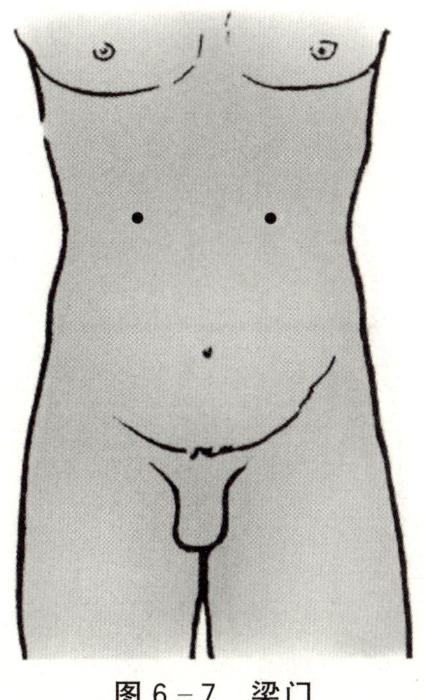

图 6－7　梁门

小贴士

梁门为治疗消化不良之要穴。

八、天枢

【定位】

在腹中部，肚脐旁开2寸（图6－8）。

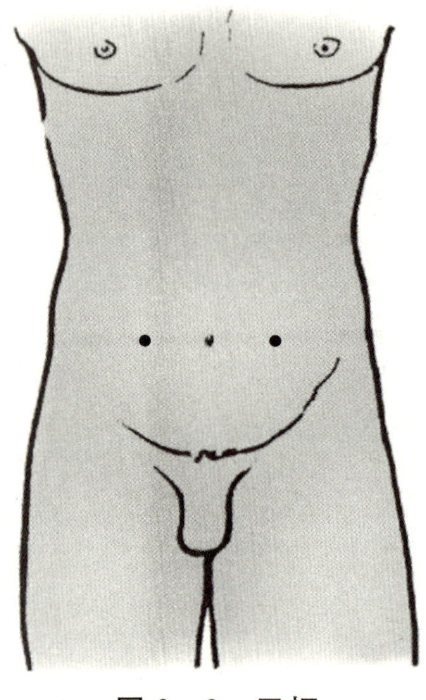

图6－8　天枢

【主治】

①腹胀肠鸣，绕脐腹痛，便秘，泄泻，痢疾。

②月经不调，痛经。

小贴士

天枢为肠道疾病常用穴之一，常与中脘、足三里、气海配合使用。

九、水道

【定位】

在下腹部，当脐正中下 3 寸，距前正中线 2 寸（图 6－9）。

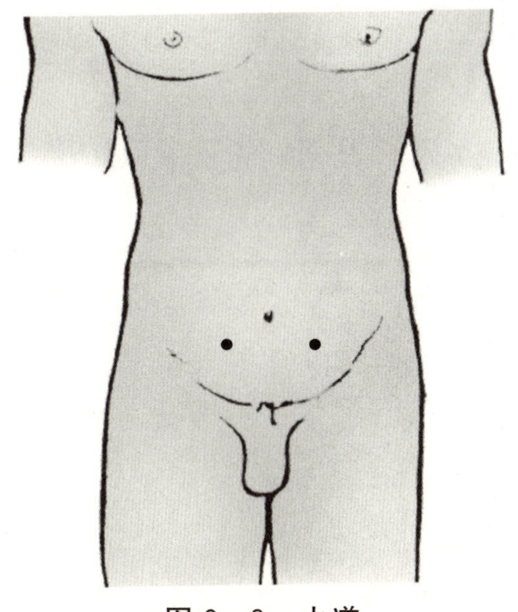

图 6－9　水道

【主治】

①水肿，小便不利，小腹胀满。

②痛经，不孕，疝气。

③便秘，泄泻。

小贴士

水道具有通调水道的作用，同时对便秘具有良好疗效。

十、大横

【定位】

在腹中部，平肚脐，距前正中线4寸（图6－10）。

【主治】

泄泻，便秘，腹痛。

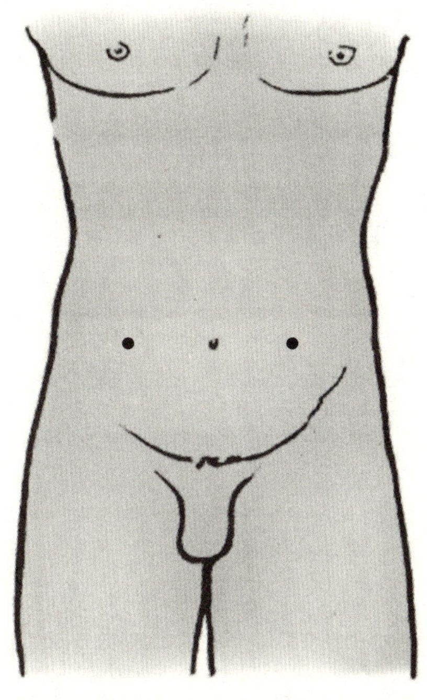

图 6－10　大横

小贴士

大横为治疗腹痛泻痢的常用穴，配合天枢、上巨虚治疗绕脐腹痛。

十一、章门

【定位】

在侧腹部，当第 11 肋游离端的下方（图

6－11）。

【主治】

①腹胀，泄泻，痞块。

②胁痛，黄疸。

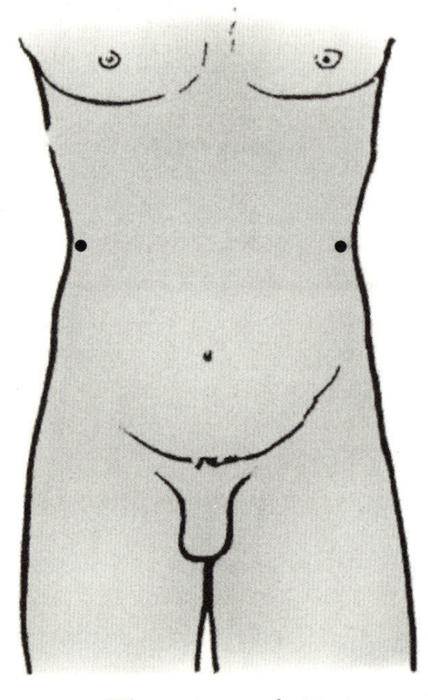

图 6－11 章门

小贴士

章门具有疏肝理气、通络化瘀的作用，

对肝气不舒引起的消化不良有立竿见影的效果。

十二、期门

【定位】

在胸部，当乳头直下，第6肋间隙，前正中线旁开4寸（图6－12）。

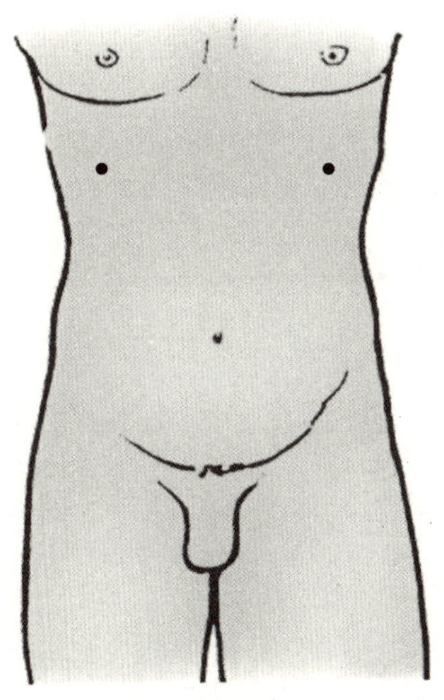

图6－12　期门

【主治】

①胸胁胀痛。

②腹胀，呃逆，吐酸。

③乳痛，郁闷。

小贴士

期门具有疏调肝脾、理气活血的作用，对肝胆病变引起的呃逆、呕吐、食不下等症状有良好疗效。

十三、脾俞

【定位】

在背部，当第11胸椎棘突下，旁开1.5寸（图6－13）。

【主治】

①腹胀，呕吐，泄泻，痢疾，便血，纳呆，食谷不化。

②水肿，黄疸。

③背痛。

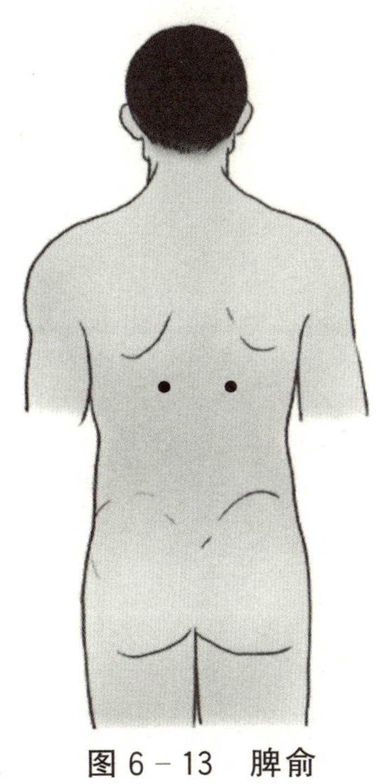

图 6－13　脾俞

小贴士

脾俞具有健脾利湿，益气统血的功效，与胃俞、中脘、足三里配合对脾胃虚寒型消化不良有良好疗效。

十四、胃俞

【定位】

在背部，当第 12 胸椎棘突下，旁开 1.5 寸（图 6－14）。

【主治】

①胃脘痛，呕吐，腹胀，肠鸣。

②胸胁痛。

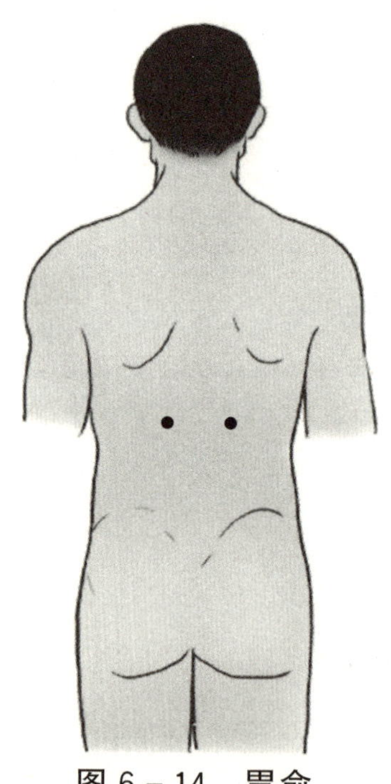

图 6－14　胃俞

小贴士

胃俞常与脾俞相配治疗消化系统病症，亦可与中脘、内关、足三里共同治疗胃脘痛。

十五、大肠俞

【定位】

在腰部，在第 4 腰椎棘突下，旁开 1.5 寸（图 6－15）。

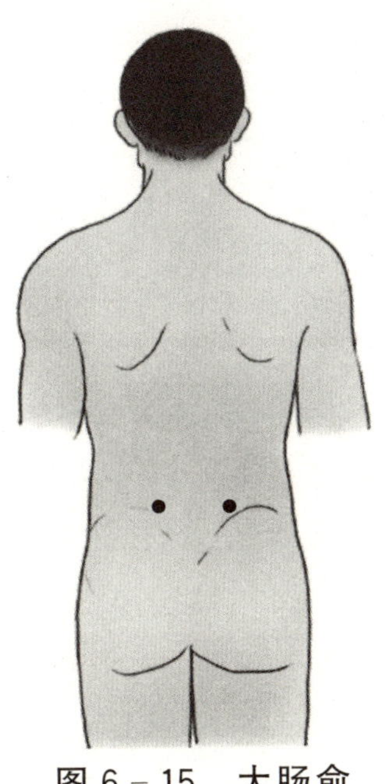

图 6－15　大肠俞

【主治】

①腰痛。

②腹胀，泄泻，便秘，痢疾，痔。

小贴士

大肠俞具有调理大肠气机的作用，与中脘、天枢、足三里相配治疗腹痛、泄泻；与天枢、支沟相配治疗便秘。

十六、中髎

【定位】

在骶部，髂后上棘内下方，适对第3骶后孔处（图6-16）。

【主治】

①月经不调，带下，小便不利。

②便秘，泄泻。

③腰痛。

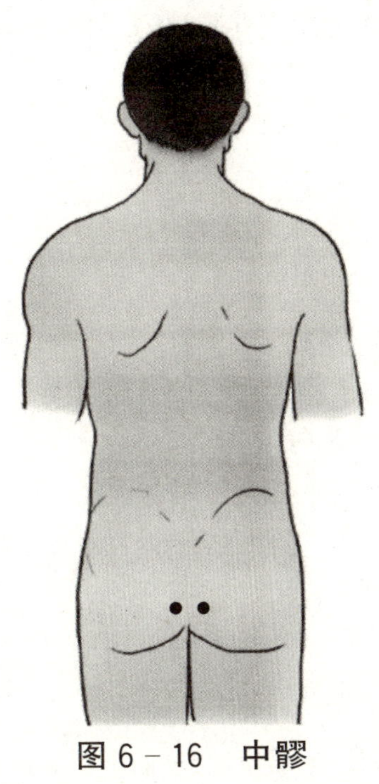

图 6－16　中髎

小贴士

中髎具有壮腰补肾、清热利湿的作用。点揉此穴可稍用力至有酸胀感。

十七、支沟

【定位】

在前臂背侧，当阳池与肘尖的连线上，

腕背横纹上 3 寸，尺骨与桡骨之间（图 6－17）。

【主治】

①便秘，热病。

②胁肋痛，落枕。

③耳鸣，耳聋。

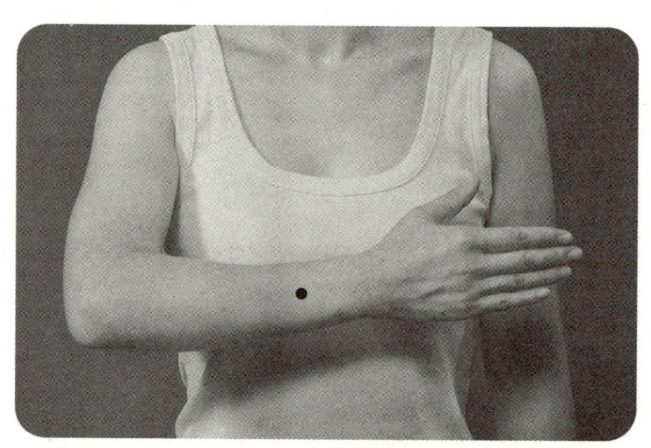

图 6－17 支沟

小贴士

支沟具有清热泻火、通关开窍的作用，为治疗习惯性便秘要穴。

十八、内关

【定位】

在前臂掌侧，当曲泽与大陵的连线上，腕横纹上 2 寸，掌长肌腱与桡侧腕屈肌腱之间（图 6－18）。

【主治】

①心痛，心悸，胸闷。

②眩晕，癫痫，失眠，偏头痛。

③胃痛，呕吐，呃逆。

④肘臂痉挛、疼痛。

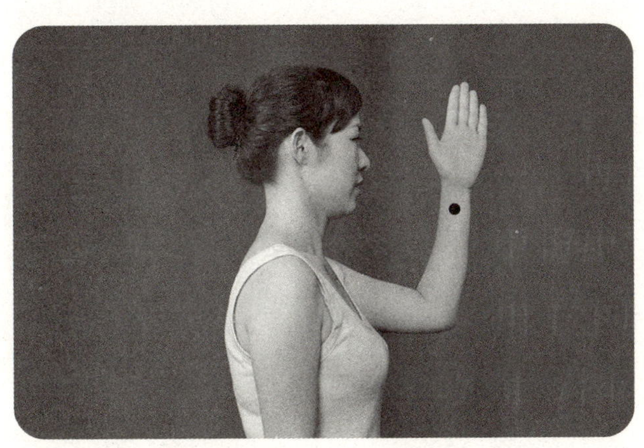

图 6－18　内关

小贴士

内关具有疏肝降逆、调和脾胃、活血通络的作用，为治疗胃脘胀痛、呃逆呕吐的常用穴，可配中脘、公孙治疗恶心呕吐。

十九、梁丘

【定位】

在大腿前面，当髂前上棘与髌骨外上缘

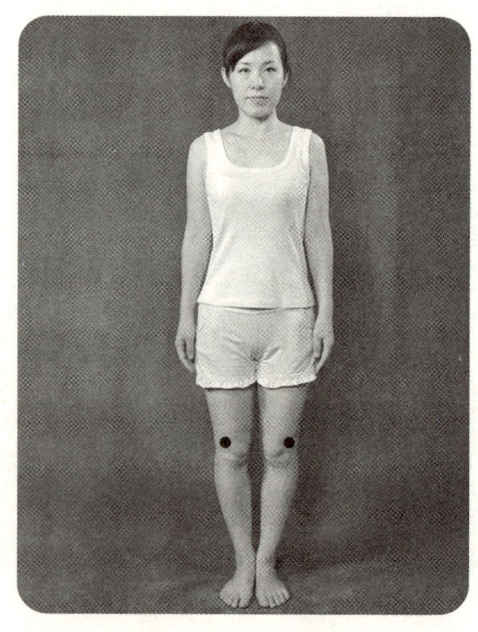

图 6－19　梁丘

的连线上，髌骨外上缘上 2 寸（图 6－19）。

【主治】

①急性胃痛、腹泻，乳痈。

②膝关节肿痛，下肢不遂。

小贴士

梁丘为治疗急性胃痛、腹泻的特效穴。

二十、足三里

【定位】

在小腿前外侧，犊鼻下 3 寸，距胫骨前缘一横指（图 6－20）。

【主治】

①胃痛，呕吐，噎膈，腹胀，腹痛，肠鸣，消化不良，泄泻，便秘，痢疾，乳痈。

②虚劳羸瘦，咳嗽气喘，心悸气短，头晕。

③失眠，癫狂。

④膝痛，下肢痿痹，脚气，水肿。

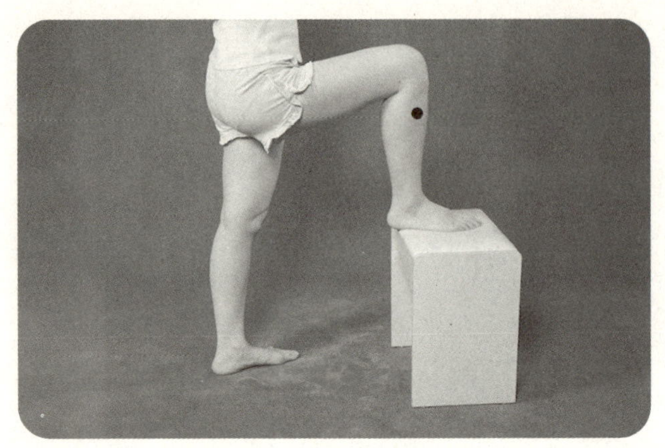

图 6-20 足三里

小贴士

足三里为全身强壮穴之一，30 岁以后灸可益气血、强身体。

二十一、上巨虚

【定位】

在小腿前外侧，犊鼻下 6 寸，距胫骨前缘一横指（图 6-21）。

【主治】

①肠中切痛，肠痈，泄泻，便秘。

②下肢行动不利，脚气。

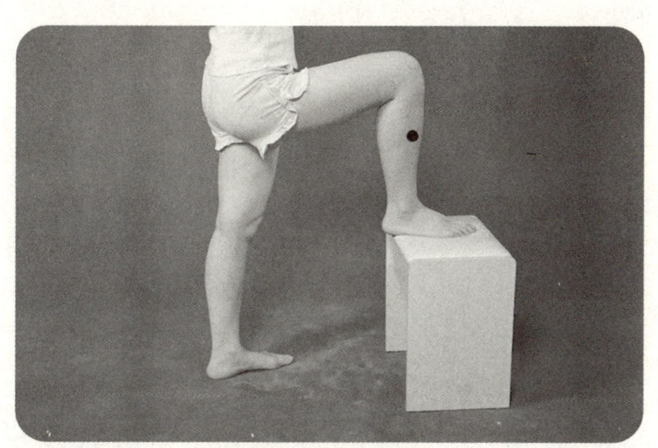

图 6－21　上巨虚

小贴士

上巨虚为治疗肠道疾病的主穴，配天枢治疗结肠炎引起的急性腹痛。

二十二、下巨虚

【定位】

在小腿前外侧，犊鼻下 9 寸，距胫骨前

缘一横指（图 6－22）。

【主治】

①小腹痛。

②泄泻，痢疾，乳痈。

③下肢行动不利。

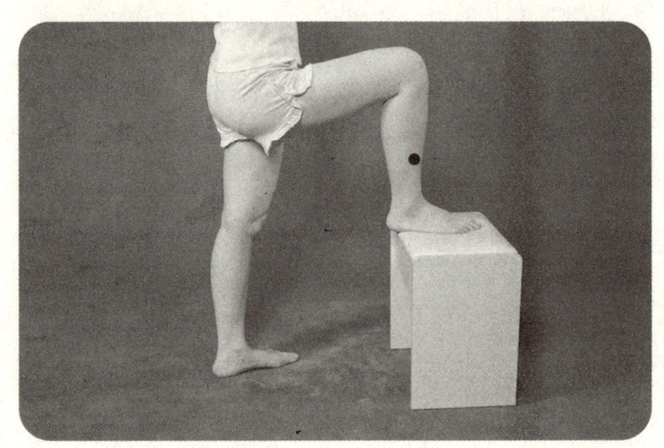

图 6－22　下巨虚

小贴士

下巨虚为治疗下腹部疼痛的主穴。配中脘、关元可治疗消化不良所致的泄泻。

二十三、解溪

【定位】

在足背与小腿交界处的横纹中央凹陷处，当踇长伸肌腱与趾长伸肌腱之间（图 6－23）。

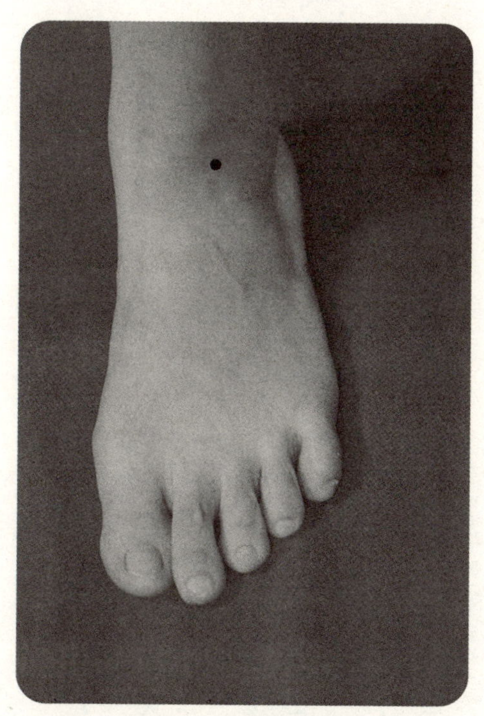

图 6－23　解溪

【主治】

①头痛，眩晕，癫狂。

②腹胀，便秘。

③下肢行动不利，足踝肿痛。

小贴士

解溪可通调肠胃，多配合中脘、天枢、足三里等穴治疗消化不良。

二十四、太白

【定位】

在足内侧缘，当足大趾本节（第 1 跖趾关节）后下方赤白肉际凹陷处（图 6－24）。

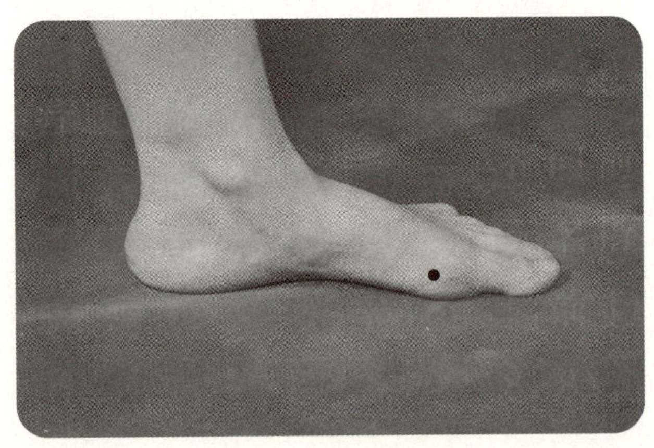

图 6－24　太白

【主治】

胃痛，腹胀，腹痛，泄泻，痢疾，便秘，纳呆。

小贴士

太白具有健脾利湿、通调肠胃的作用。配合内关、足三里、天枢等治疗腹痛胀满、上吐下泻。

二十五、公孙

【定位】

在足内侧缘，当第1跖骨基底的前下方，赤白肉际处（图6－25）。

【主治】

①胃痛，呕吐，腹胀，腹痛，泄泻，痢疾。

②心痛，胸闷。

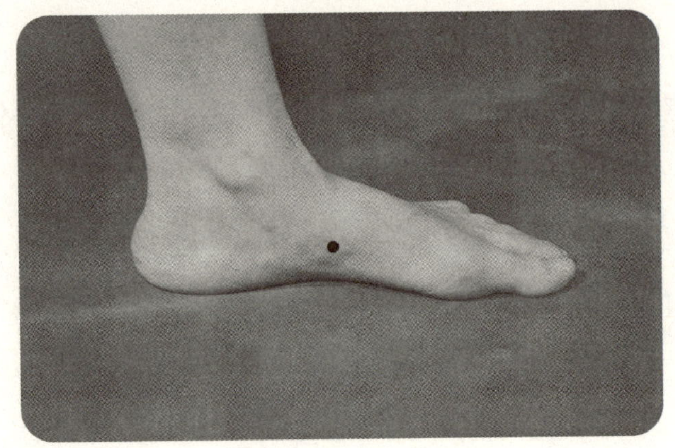

图 6-25　公孙

小贴士

公孙具有健脾利湿、理气宽胸的作用。配内关治疗胃痛吐酸、呕吐等。

二十六、三阴交

【定位】

在小腿内侧，足内踝尖上 3 寸，胫骨内侧面后缘（图 6-26）。

【主治】

①月经不调，崩漏，带下，阴挺，经闭，

难产，产后血晕，恶露不尽，不孕，遗精，阳痿，阴茎痛，疝气，小便不利，遗尿，水肿。

②肠鸣腹胀，泄泻，便秘。

③失眠，眩晕。

④下肢行动不利，脚气。

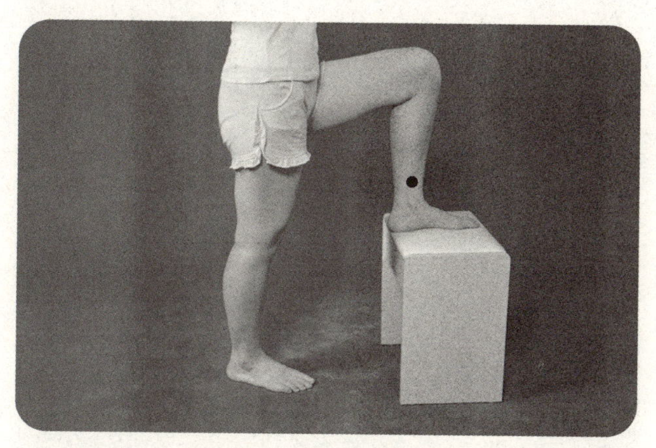

图6－26　三阴交

小贴士

三阴交统治足三阴经病证，作用范围广，对肠胃疾患有很好的疗效。

二十七、阴陵泉

【定位】

在小腿内侧，胫骨内侧髁后下方凹陷处（图6-27）。

【主治】

①腹胀，泄泻，水肿，黄疸，小便不利或失禁。

②阴茎痛，遗精，妇人阴痛，带下。

③膝痛。

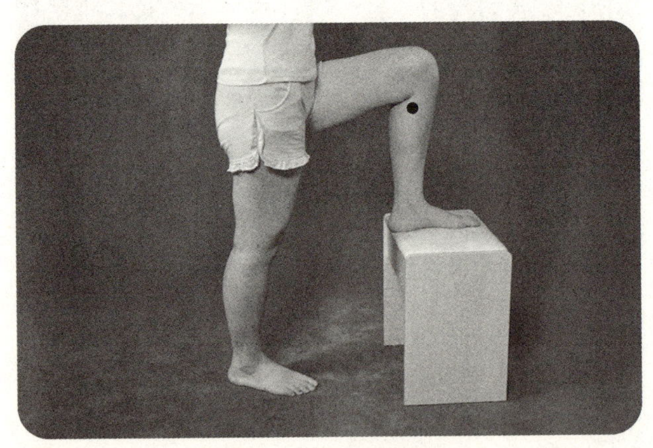

图6-27　阴陵泉

小贴士

阴陵泉具有健脾利湿，调补肝肾，温运中焦的作用。按揉阴陵泉对中焦虚寒与下焦湿热所致腹痛、泄泻具有很好的疗效。

二十八、太溪

【定位】

在足内侧，内踝后方，内踝尖与跟腱之间的凹陷处（图6－28）。

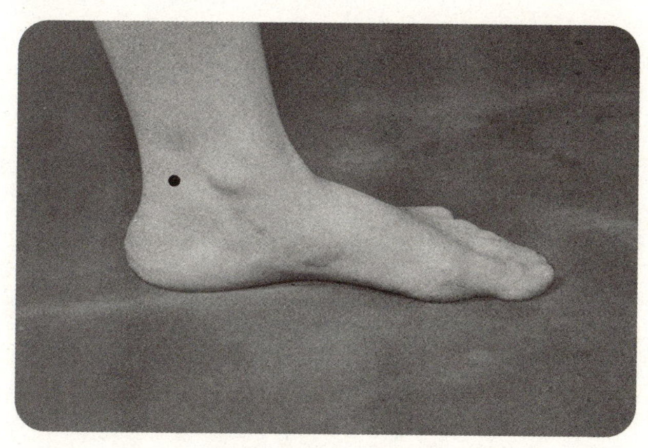

图6－28　太溪

【主治】

①月经不调，遗精，阳痿，小便频数，消渴，泄泻，腰痛。

②头痛，目眩，耳聋，耳鸣，咽喉肿痛，牙痛，失眠。

③咳喘，咳血。

小贴士

太溪具有清热利湿、滋阴补肾的作用。对由脾肾阳虚，水湿不化引起的腹泻有较好的疗效。

第七章 自我按摩方法

一、掌摩季胁

【准备动作】

取仰卧位，气息调和，全身放松，静卧1～2分钟。

【手法】

以两掌分别在两季胁部做掌摩法。亦可在季胁部做快速推擦（图7－1）。

【要点】

用力宜轻，速度宜快。

【作用及应用】

调理少阳（指季胁部）气机，治疗胸胁胀痛。

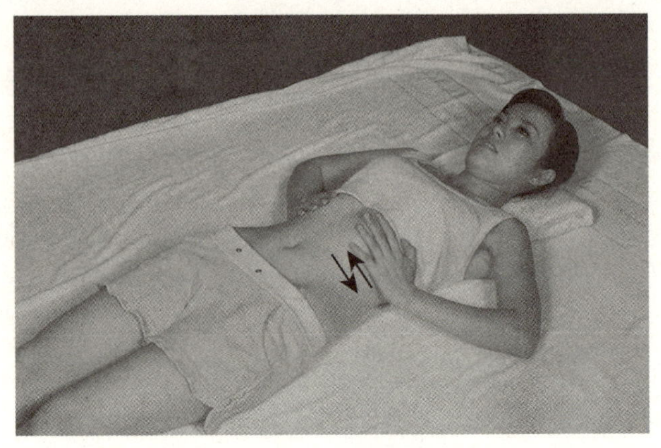

图 7－1　掌摩季胁

二、摩腹助运

【准备动作】

取坐位，含胸拔背，左手掌心与右手背重叠，轻轻放在小腹部，双脚平放与肩同宽，双目平视前方，气息调和，全身放松，静坐1～2 分钟。或取仰卧位，气息调和，全身放松，静卧 1～2 分钟。

【手法】

以掌摩法作用于腹部。在摩腹时，常按如下顺序进行：胃脘部→上腹→脐→小腹→右下腹→右上腹→左上腹→左下腹（图 7－2）。

【要点】

应使摩法产生的力作用于胃肠。

【作用及应用】

调理胃肠功能，促进消化与吸收，治疗腹部病症。

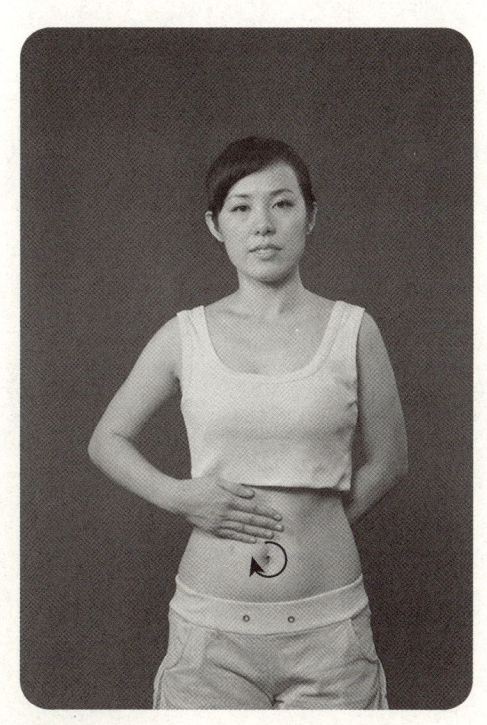

图 7－2　摩腹助运

三、分推腹部

【准备动作】

取仰卧位，气息调和，全身放松，静卧1～2分钟。

【手法】

按摩者两手拇指和大鱼际从腹部正中线沿肋弓向两侧分推整个腹部（图7－3）。

【要点】

分推的力量要适中，速度不宜太快。

【作用及应用】

调理腹部气机，促进消化与吸收。

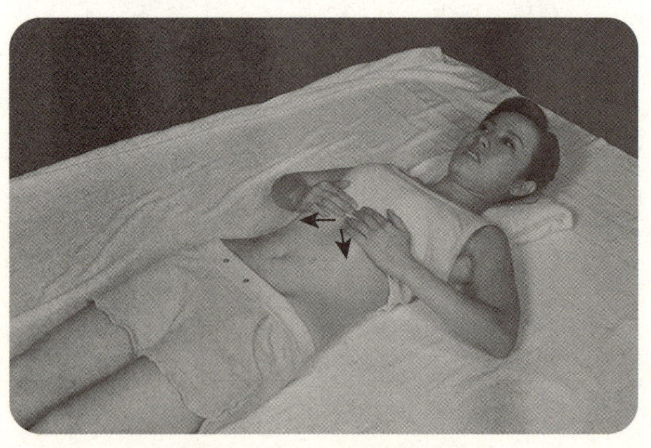

图7－3　分推腹部

四、弹拨大横穴或条索

【准备动作】

取坐位，含胸拔背，左手掌心与右手背重叠，轻轻放在小腹部，双脚平放与肩同宽，双目平视前方，气息调和，全身放松，静坐1～2分钟。或取仰卧位，气息调和，全身放松，静卧1～2分钟。

【手法】

主要为拇指拨法，以拇指螺纹面按于穴位或条索，以上肢带动拇指，垂直于肌腱、肌腹、条索往返用力拨动（图7－4）。

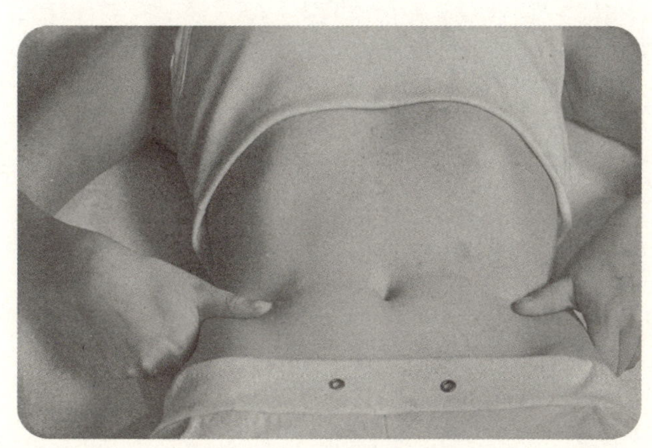

图7－4　弹拨大横穴

【要点】

先按后拨。做拇指拨法时，拇指应做对掌运动。弹拨的力量柔和，层次适中。

【作用及应用】

荡涤肠胃积滞，顺气通腑。

五、点揉穴位

【准备动作】

取坐位，含胸拔背，左手掌心与右手背重叠，轻轻放在小腹部，双脚平放与肩同宽，双目平视前方，气息调和，全身放松，静坐1～2分钟。或取仰卧位，气息调和，全身放松，静卧1～2分钟。

【手法】

以食指、中指合力分别点揉中脘、期门、天枢、足三里、三阴交、解溪、太白、太溪等穴（图7－5至7－12）。

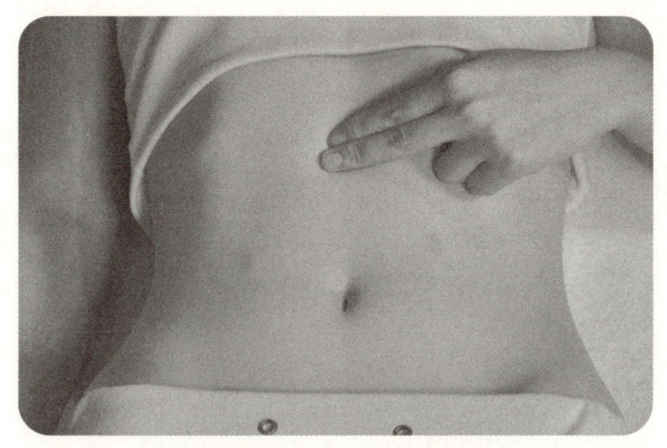

图 7－5　点揉中脘

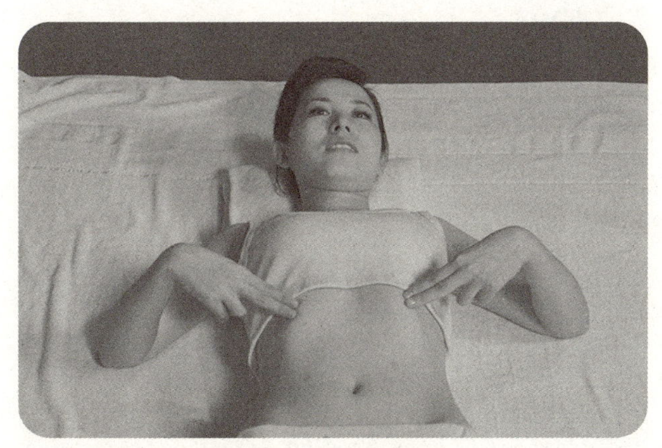

图 7－6　点揉期门

【要点】

在点穴时，手指应随呼吸向下点按，停留片刻再抬起，如此反复操作数次，至腹部有温热舒适感。

【作用】

调理胃肠功能，治疗腹部病症。

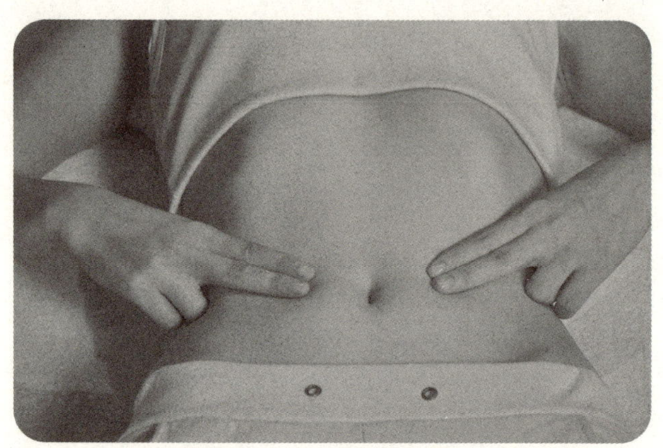

图 7－7　点揉天枢

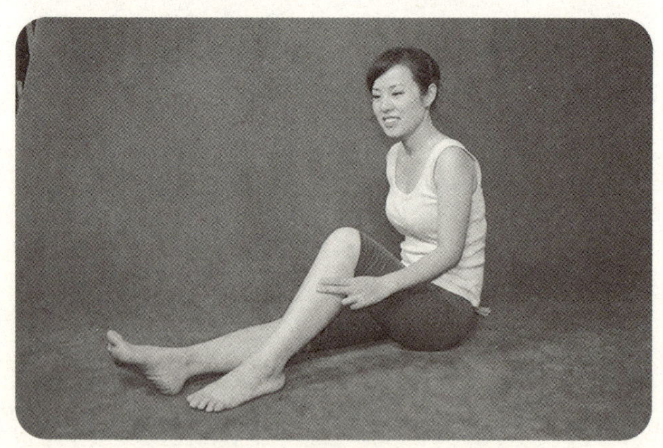

图 7－8　点揉足三里

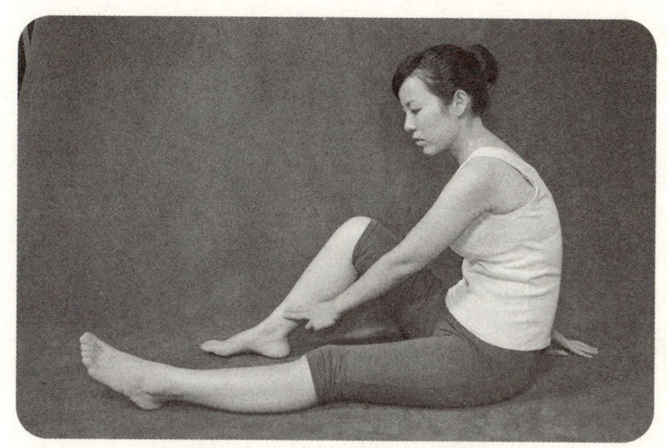

图 7－9　点揉三阴交

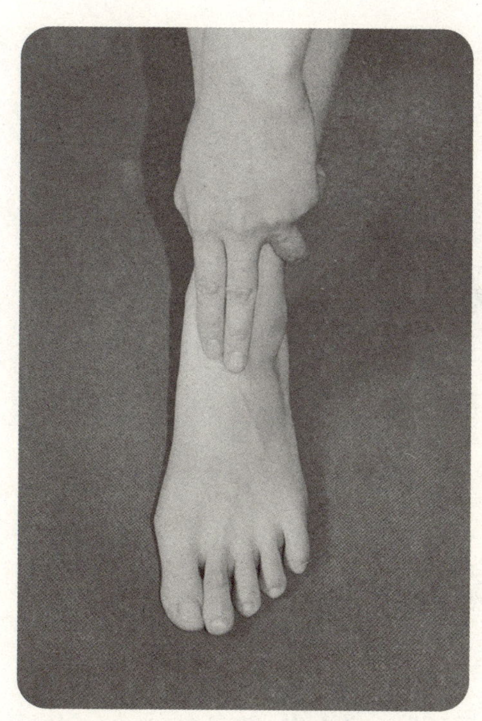

图 7－10　点揉解溪

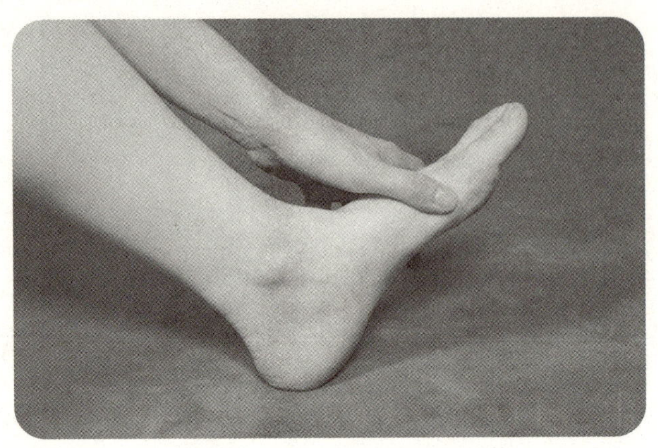

图 7－11　点揉太白

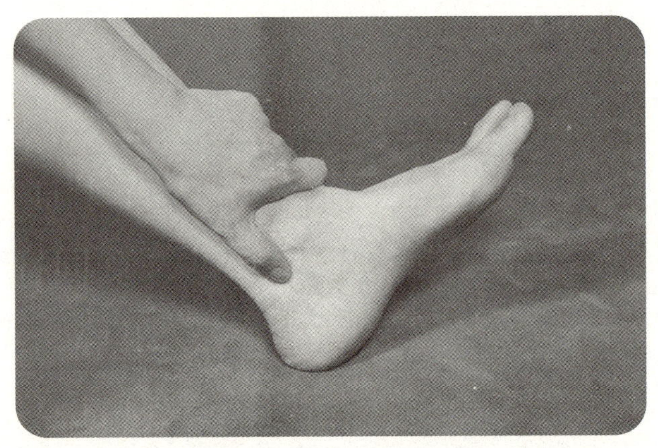

图 7－12　点揉太溪

六、掌振小腹

【准备动作】

取仰卧位，气息调和，全身放松，静卧

1～2 分钟。

【手法】

用掌振法作用于小腹部，施以上下的快速振动（图 7－13）。

【要点】

在做振法时，将手掌轻轻按于小腹部，做上下快速振动。

【作用】

加快胃肠蠕动，促进代谢。

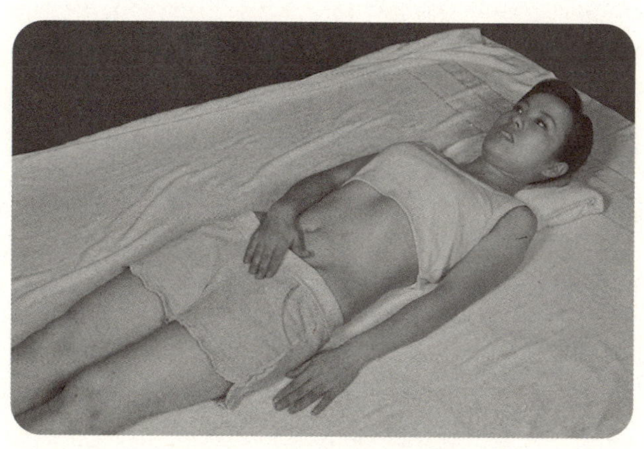

图 7－13　掌振小腹

第八章 日常保健

一、消化不良食疗方

1. 羊肉粥

新鲜精瘦羊肉 250 克，切小块先煮烂，再和粳米同煮粥，每日食 2 次。该方能补中益气，温胃止痛，调治脾胃虚弱而致的消化不良、腹部隐痛等。尤其适用于老年气虚亏损，阳气不足，恶寒怕冷，脘腹疼痛。

2. 砂仁粥

先用粳米 100 克煮粥，再将砂仁 5 克研末放入粥中，稍煮即可。本粥具有暖脾胃、通滞气、散热止呕之效，适用于胃痛、胀满、呕吐等症。

3. 佛手柑粥

佛手柑 20 克，煎汤去渣。粳米 100 克，加水适量，煮粥。粥成后加冰糖并入佛手柑汤稍煮即可。每日食 2 次。本粥具有清香开胃，理气止痛之效，适用于老年胃弱、消化不良、嗳气、胃痛者。

4. 茶叶米

当进食年糕等黏性食物后感到腹胀，可取茶叶一把、米一把，炒至焦黄，添水煮沸，将水分次服下。

5. 鸡肫皮（鸡内金）末

取鸡肫皮（鸡内金）若干，晒干，捣碎，研末过筛。饭前 1 小时服 3 克，每日 2 次。

6. 代茶饮

大麦芽、六神曲、生山楂各 20 克，水煎。早晚服。

二、便秘食疗方

1. 麻油拌菠菜

用新鲜菠菜 250 克，食盐、麻油少许。做法是将菠菜洗净，待锅中水煮沸，放入食盐，再把菠菜放入沸水中烫约3分钟取出，加入麻油拌匀即成。常食有效。

2. 芝麻粥

用黑芝麻适量，粳米100克。做法是将黑芝麻淘洗干净，晾干炒熟研碎，每次取30克，与粳米100克同煮成粥即成。常食有效。

3. 北杏炖雪梨

将北杏10克，雪梨1个，白砂糖30～50克，同放碗中，加适量清水，隔水蒸熟（1小时）即成。喝汤吃梨，常食有效。

4. 无花果蜜糖粥

将大米50克洗净，放入锅中，加水适量，待粥沸后放入无花果30克即成。喝粥时调入蜂蜜。

三、却病延年法

1. 以食指、中指、无名指三指按于胸口，由左向右顺时针揉转21次（图8－1）。

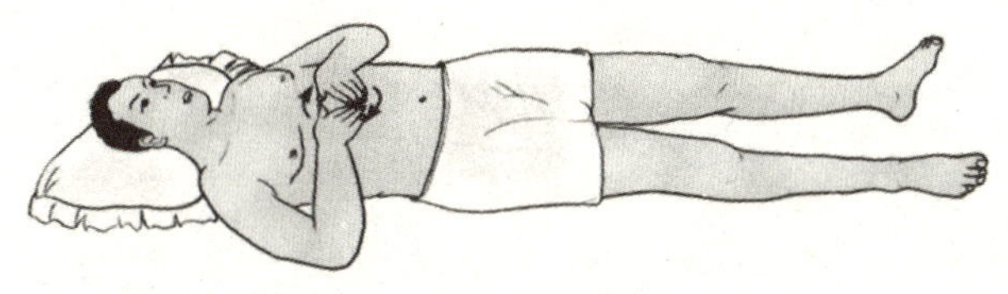

图 8－1

2. 以食指、中指、无名指三指按于胸口，由心窝顺时针按揉并沿正中线直下，一边按揉一边下行，揉至脐下耻骨联合为止（图 8－2）。

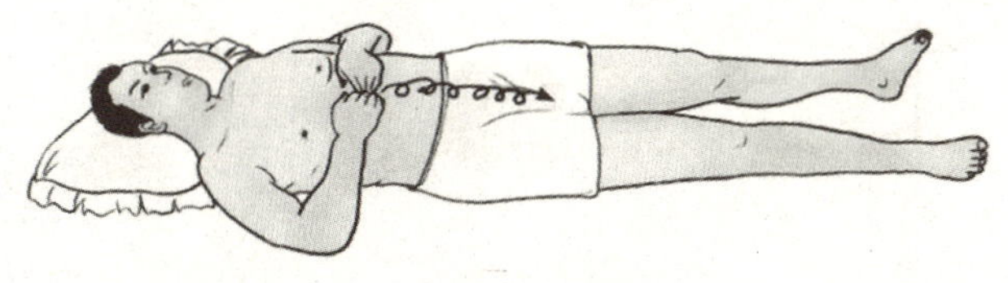

图 8－2

3. 以食指、中指、无名指三指，由耻骨联合处从两边分别按揉向上，一边按揉一边上行，揉至心窝，两手会于腹正中线心窝处为止（图 8－3）。

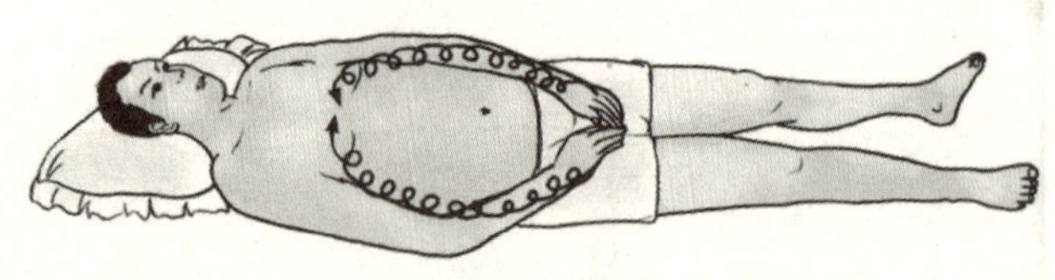

图 8－3

4．以食指、中指、无名指三指，从心窝向下直推到耻骨联合处，重复 21 次（图 8－4）。

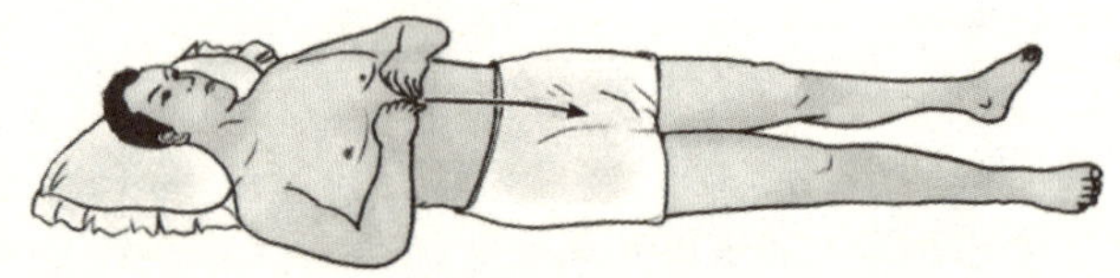

图 8－4

5．以右手顺时针绕脐摩腹，用力缓和深透，重复 21 次（图 8－5）。

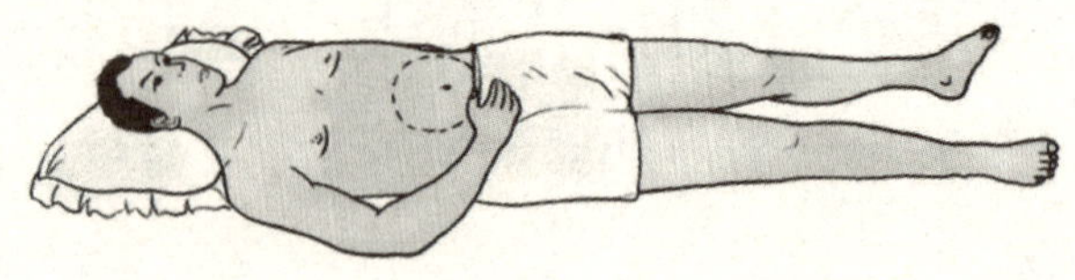

图 8－5

6. 以左手逆时针绕脐摩腹，用力缓和深透，重复 21 次（图 8－6）。

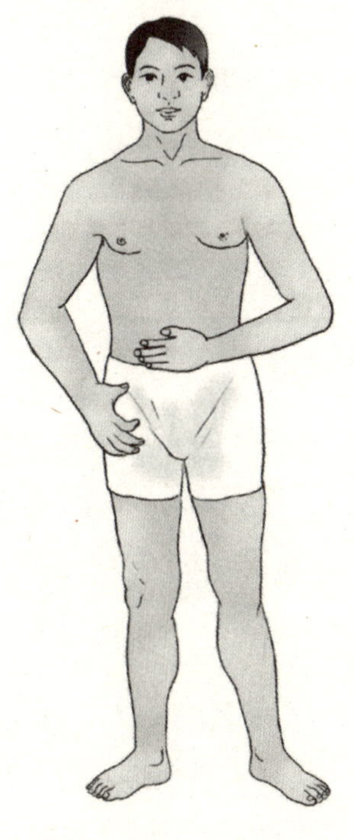

图 8－6

7. 以左手轻捏左边软肋下腰肾处（大指向前，四指托后），用右手食指、中指、无名指三指，自左侧乳下，向下直推至左侧髂前上棘，用力缓和深透，重复 21 次（图 8－7）。

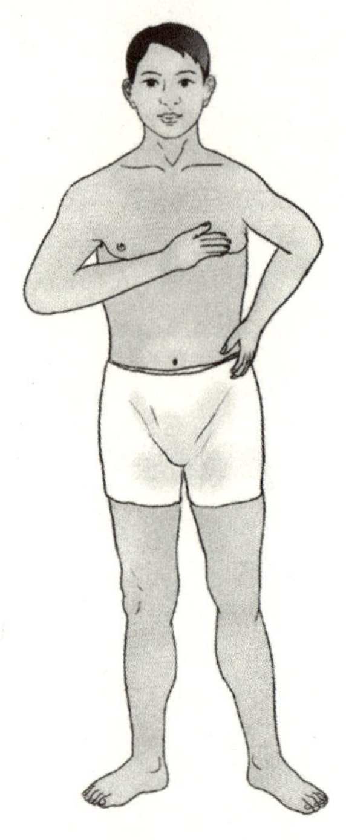

图 8－7

8. 以右手轻捏右边软肋下腰肾处（大指向前，四指托后），用左手食指、中指、无名指三指，自右侧乳下，向下直推至右侧髂前上棘，用力缓和深透，重复 21 次（图 8－8）。

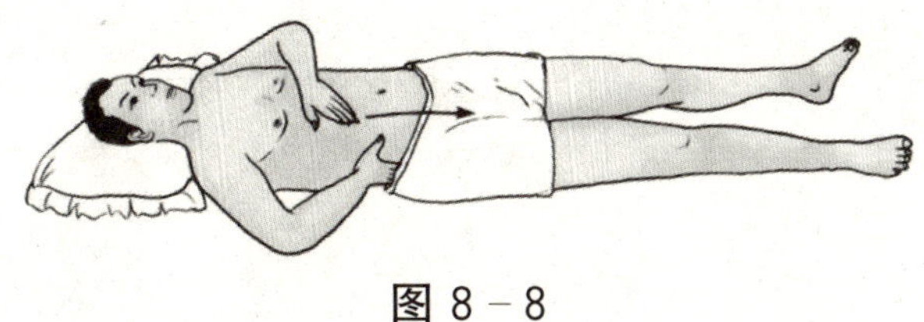

图 8－8

9. 摩腹手法后，起身双足交叠而坐，如果双足交叠盘坐有困难，自然盘坐亦可。以两手拇指尖压于无名指根部横纹，其余四指自然微屈、放松，分别按于两侧膝盖，脚趾稍稍钩曲。上半身以胸为参照由左至右做顺时针旋转，重复 21 次；再自右向左做逆时针旋转，重复 21 次（图 8－9）。

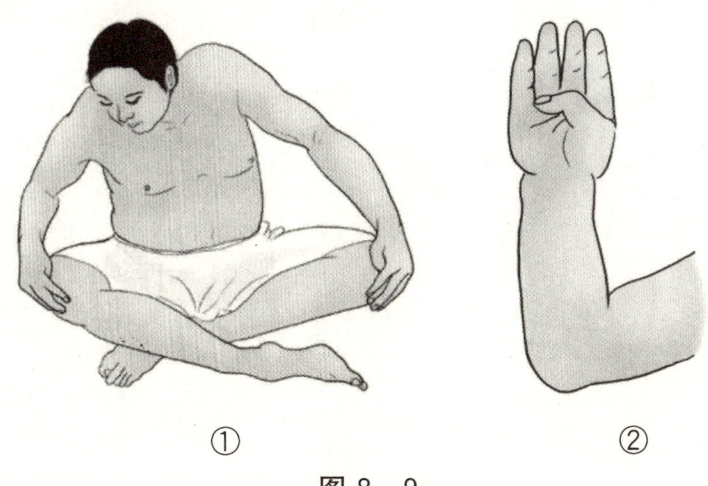

①　　②

图 8－9

小贴士

当自左向右摇身时，将胸、肩摇出左膝之前；同理，当自右向左摇身时，将胸、肩摇出右膝之前。

向前弓腰和向后撤身时均以摇转充分为准。每摇一次，力求完整流畅，不可求快，欲速则不达。

第九章　注意事项

一、饮食

1. 少吃油炸食物

因为这类食物不容易消化，会加重消化道负担，多吃会引起消化不良，还会使血脂增高，对健康不利。

2. 少吃腌制食物

这类食物中含有较多的盐分及某些致癌物，不宜多吃。

3. 少吃生冷和刺激性食物

生冷和刺激性食物对消化道黏膜具有较强的刺激作用，容易引起腹泻或消化道炎症。

4. 规律饮食

研究表明，定时定量有规律地进餐，可形成条件反射，有助于消化腺的分泌，更利于消化。要做到每餐食量适度，每日 3 餐定时，到了进餐时间，不管肚子饿不饿，都应主动进食，避免过饥或过饱。

5. 温度适宜

饮食的温度应以“不烫不凉”为度。

6. 细嚼慢咽

细嚼慢咽可减轻胃肠负担。对食物充分咀嚼次数愈多，随之分泌的唾液也愈多，对胃黏膜有保护作用。

7. 饮水择时

最佳的饮水时间是晨起空腹时及每次进餐前 1 小时，餐后立即饮水会稀释胃液，用汤泡饭也会影响食物的消化。

二、起居

作息规律，避免熬夜、过度劳累。

天气寒冷时应注意保暖。秋凉之后，昼夜温差变化大，要注意胃部的保暖，适时增添衣服，夜晚睡觉盖好被子，以防腹部着凉而引发胃痛或加重旧病。

天热时注意提防空调病引起的腹痛、腹泻。

三、情志

保持心情舒畅、心态积极、精神愉快和情绪稳定，避免紧张、焦虑、恼怒等不良情绪。

四、运动

坚持适度运动，增强机体抗病能力。

五、手法治疗

对于年老体弱、大病或久病之后的按摩，手法宜轻、宜缓。

对于胃溃疡、胃出血等手法治疗腹痛减轻之后不宜立即饮食。